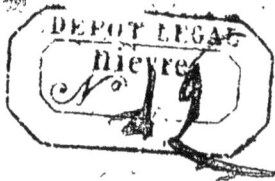
L - 13

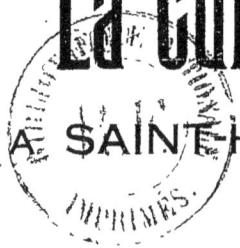

La Cure de l'Asthme

À SAINT-HONORÉ-LES-BAINS

(NIÈVRE)

PAR

LE Dr MAURICE BINET

Ex-Chef de Laboratoire à l'Hôpital de la Pitié

Ex-Directeur du Dispensaire de l'Hôpital Beaujon

Médecin à Saint-Honoré

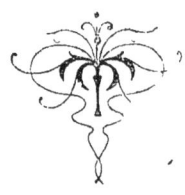

NEVERS

IMPRIMERIE DE LA TRIBUNE, 32, AVENUE DE LA GARE

1912

La Cure de l'Asthme

A SAINT-HONORÉ-LES-BAINS

(NIÈVRE)

PAR

LE Dr MAURICE BINET

Ex-Chef de Laboratoire à l'Hôpital de la Pitié

Ex-Directeur du Dispensaire de l'Hôpital Beaujon

Médecin à Saint-Honoré

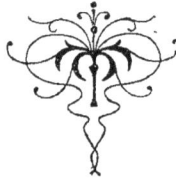

NEVERS

IMPRIMERIE DE LA TRIBUNE, 32, AVENUE DE LA GARE

—

1912

La cure de l'Asthme à Saint-Honoré-les-Bains

I

AVANT-PROPOS

L'asthme est une des maladies sur lesquelles Saint-Honoré a le plus de prise. Nous ne voulons pas dire l'asthme essentiel seulement, mais toutes les formes, surtout quand elles sont compliquées de bronchite permanente ou passagère.

Les résultats sont parfois si flagrants et si rapides qu'ils surprennent les malades et ceux qui assistent à leur résurrection.

J'ai vu, nombre de fois, des malades adultes ou enfants guéris en une seule saison, et soulagés après quelques jours de cure, des sujets qui n'avaient pas été améliorés par d'autres stations, se trouver très rapidement bien à Saint-Honoré.

Je sais qu'il ne faut pas se laisser leurrer par l'action du climat. Il arrive souvent que le séjour à Saint-Honoré convient aux asthmatiques qui, dès leur arrivée, n'ont plus d'accès, surtout quand ils viennent de villes où la poussière est abondante. Nous n'attribuerons pas cet effet aux Eaux qui n'ont pas eu encore le temps d'agir. Mais quand nous voyons des malades venir à Saint-Honoré et, sans accès, ou après une période plus ou moins longue d'acclimatement, s'améliorer chaque jour, avoir de moins en moins de crises, et des crises plus bénignes, nous ne pouvons pas méconnaître l'action thérapeutique de nos Eaux, d'autant plus que nous en avons souvent la confirmation au retour du malade à notre station, ou par le témoignage de leur médecin. Une autre preuve consiste dans le bien-être qu'éprouvent la plupart des asthmatiques dans la salle d'inhalation : la respiration de son atmosphère chargé des gaz extraits des Eaux est, pour beaucoup d'entre eux, la source d'un calme et d'un bien-être très marqués.

Je ne veux pas dire cependant que tous les asthmatiques se trouvent bien de Saint-Honoré et, de même que nous voyons venir à nous des malades non guéris par le Mont-Dore, de même nous en voyons de réfractaires à nos Eaux.

Il est très difficile de classer tous les cas qui nous conviennent et ceux vis-à-vis desquels Saint-Honoré est impuissant. Cependant, nous chercherons à spécifier les malades que l'on peut nous envoyer avec les plus grandes chances d'amélioration.

II

Mode d'action des Eaux

Il ne faut pas s'étonner que les Eaux de Saint-Honoré aient une action puissante sur l'asthme. Celle-ci est, en effet, une névrose intéressant les muscles intrinsèques et extrinsèques de la respiration, accompagnée le plus souvent de catarrhe bronchique et d'emphysème, et ayant d'ordinaire son origine dans la muqueuse respiratoire : Or, Saint-Honoré est éminemment sédatif et anticatarrhal.

Bien que sulfureuse, cette eau n'est pas congestive et excitante, car les éléments sulfurés y sont en proportions modérées. Elle est, de plus, arsenicale, ce qui contribue encore à atténuer ce que le soufre pourrait avoir d'irritant et, malgré tout ce que l'on pourra dire, malgré l'opinion que les allemands répandent, rien ne vaut les Eaux sulfureuses et arsenicales pour combattre les catharres.

L'effet sur la dyspnée peut être très rapide, car nous voyons des malades soulagés dès les premiers jours de traitement. Il peut être progressif, ce qui est l'habitude : après un séjour dans la salle d'inhalation, où ils se sont bien trouvés, les malades éprouvent un soulagement qui se prolonge plus ou moins, puis l'oppression revient; peu à peu, la période de calme augmente et finit par devenir permanente. La dyspnée d'effort qui persiste souvent, va aussi en s'atténuant dans une certaine mesure, quand elle n'est pas d'origine cardio-vasculaire.

Nous avons confiance dans ce mode lent d'action; nous croyons qu'il a des effets très durables, et cependant nous connaissons des sujets guéris pour ainsi dire dès les premiers jours de leur arrivée à Saint-Honoré et il n'y a pas de raison pour que ces résultats ne soient pas excellents, quoique surprenants, parce qu'ils prouvent seulement la grande sensibilité des malades aux Eaux et que malgré la guérison apparente, nous continuons la cure jusqu'au bout.

La complexité de texture des Eaux de Saint-Honoré ne permet pas de dissocier l'intervention thérapeutique de ses divers éléments et ce serait une faute que de rechercher ce qui revient au soufre, à l'arsenic, au manganèse, aux chlorures, etc. qui la composent. Nous savons que ce sont des Eaux à action délicate, légère en apparence, et cependant profonde, pénétrant dans les tissus, intervenant dans les phénomènes intimes de la nutrition, dans les fonctions cardio-vasculaires et nerveuses. Leurs effets se portent donc sur la nutrition générale et sur les fonctions circulatoires, nerveuses et secrétoires des muqueuses et de la peau, lieux d'élections de leur absorption et de leur élimination.

Toutes les muqueuses respiratoires sont traversées par les principes gazeux des Eaux à leur entrée et à leur sortie et c'est là la raison de leur spécialisation dans les affections de ces muqueuses. Les composés ingérés parcourent l'organisme avant d'être éliminés, leur action est plus complète que celle des gaz et c'est à eux qu'on doit rapporter la majorité des modifications durables qui s'effectuent.

Je rappelle en quelques mots les effets constatés :

A) *Sur la nutrition générale :* Exacerbation des phénomènes digestifs et ralentissement des échanges nutritifs, d'où relèvement de l'organisme et réglage de la nutrition ;

B) *Sur le système nerveux :* Sédation générale après, quelquefois, une petite période de légère excitation : Insomnie, etc. Ce calme peut aller jusqu'à l'indolence et à la paresse. On n'éprouve pas le désir de travailler, on s'en sent même incapable. La marche, tout effort physique ou intellectuel sont pénibles pendant la cure, en général ;

c) *Sur le système cardio-vasculaire :* Egalement, on constate de la dépression. Chez les sujets sains, elle est habituellement passagère, chez les autres, elle est plus prolongée. Elle pourrait dépasser la mesure et exagérer les troubles fonctionnels si on n'y prenait garde. L'hypotension artérielle est très marquée parfois. Il est rare qu'on y échappe ;

D) *Sur les muqueuses :* Modification des sécrétions si souvent troublées. Au début, il peut y avoir hypersécrétion par adjonction de mucus normal en plus grande masse au mucus pathologique non augmenté, d'où sécrétions plus abondantes, mais plus liquides, moins adhérentes, plus facilement expectorables. Cet état n'est que passager et peu à peu la sécrétion se tarit ;

Un décongestionnement de la muqueuse malade s'effectue progressivement, au fur et à mesure que la sécrétion se règle ;

L'éréthisme nerveux des parties locales atteintes, qui provoque la toux et la dyspnée, cède aussi ;

E) *Sur la peau :* Même action que sur les muqueuses. Action remarquable, entre autres, sur l'urticaire, qui a tant de rapports avec l'asthme.

Ce simple énoncé explique amplement les effets puissants des Eaux de Saint-Honoré sur l'asthme et le catarrhe bronchique des asthmatiques.

La sédation nerveuse locale et générale combat l'accès qui a souvent son point de départ dans la pituitaire, et limite sa durée en calmant la toux.

La sécrétion, d'abord plus fluide, puis ensuite plus rare, devient moins difficile à expectorer.

Le déçongestionnement de la muqueuse rétablit le calibre bronchique.

La digestion meilleure, s'oppose à la formation des fermentations anormales dont les produits sont toxiques et agissent si puissamment sur la nutrition et sur les systèmes nerveux et cardio-vasculaires.

D'où il résulte que l'accès d'asthme étant empêché ou enrayé, et le point d'origine guéri, la guérison de l'asthme essentiel peut être durable et même définitive ;

Que le catarrhe bronchique est très amélioré et quelquefois tari, et que la susceptibilité de la muqueuse respiratoire aux agents d'excitation est diminuée, ce qui crée de la persistance dans la guérison relative ou complète ;

Que l'emphysème lui-même peut être amélioré dans une certaine mesure, certaines cellules pouvant récupérer un peu de leur élasticité ; que la dyspnée d'effort, qui en résulte, ainsi que de l'épaississement de la muqueuse des tuyaux bronchiques, s'amoindrit ;

Que le réglage des échanges intracellulaires, ainsi que l'excitation de l'appétit et de la digestion, améliorent l'état général, combattent la déchéance organique fréquente chez les asthmatiques catarrheux.

Un seul côté de l'action de Saint-Honoré peut être

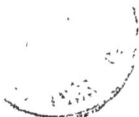

jugé peu désirable, c'est la diminution de l'énergie cardio-vasculaire.

On ne peut guère demander à une eau sédative de
ne pas l'être pour ce genre d'organes ou de fonctions,
comme elle l'est pour les autres.

Si nous avons constaté une excitation du système
digestif, cela ne fait pas une dérogation à cette règle, car
c'est une action locale. Le fait d'ingérer à jeun une eau
qui se digère bien, met en marche, déclanche les fonctions stomacales et autres, et prépare les organes à rece-
voir et à manutentionner les aliments, même pris en
plus grande quantité, d'une manière plus complète.

C'est donc une action locale et de contact. L'effet
favorable qui en découle peut d'ailleurs être perverti et
se transformer en troubles digestifs, si l'eau est prise en
trop grande masse, à un moment inopportun, si le sujet
est atteint de dyspepsie hypersthénique.

Laissons donc de côté l'action de l'eau sur la digestion et retenons ceci : Saint-Honoré à dose *optima*, est
sédatif. Ceci étant donné, et tous les bienfaits de la sédation enregistrés, il reste à pallier l'inconvénient de
l'hypotension.

D'abord, ce n'est pas un inconvénient pour les
hypertendus, les artério-scléreux, par exemple, bien qu'il
faille les surveiller pour éviter de dépasser la mesure,
puis c'est un inconvénient auquel on peut remédier par
le choix des moyens de cure et par le dosage des Eaux.
On peut, en somme, même chez la plupart des hypo-
tendus, faire supporter la cure de Saint-Honoré sans
accroc. Si cependant, il y a une trop grande faiblesse du
cœur, de l'arythmie trop prononcée, une suspension de
traitement, et les toniques du cœur rétablissent le bon
fonctionnement circulatoire et il n'y paraît plus rien. Il
n'en résulte dans l'avenir aucun inconvénient.

Ce n'est pas à dire qu'il faille nous envoyer des cardiaques trop prononcés, car nous ne pourrions vraiment
pas les traiter ; mais chaque fois que le cœur fait sa
besogne et qu'il a du ressort, il n'y a qu'avantage à ten-

ter une cure de Saint-Honoré, qui sans nuire au cœur, améliorera l'état broncho-pulmonaire et, par suite, soulagera d'autant la circulation.

III

Le Traitement hydro-minéral

Le traitement varie suivant les cas, et doit se plier à toutes les circonstances susceptibles de changer les conditions primitives.

Si nous prenons un cas moyen : l'inhalation des gaz, la boisson, les douches hyperthermales sur les pieds, en forment la base. On y ajoutera plus tard, si l'oppression n'est pas constante et si elles peuvent être supportées (suivre l'évolution cardiaque), les douches générales. Habituellement, je ne donne pas de bains, sauf dans le cas d'urticaire.

En outre, il faut traiter localement la muqueuse naso-pharyngée.

Le massage général, les frictions cutanées sont aussi très utiles.

Le traitement doit être mené très prudemment. Trop fort, il amènerait des poussées congestives du côté des voies respiratoires, des troubles digestifs et de la défaillance cardiaque.

Puis, il y a tant de distinction à établir entre les divers malades ! Les uns supportent plusieurs heures de séjour dans les salles d'inhalation, d'autres ne peuvent y rester, au début, plus d'un quart d'heure et même moins et dépasser une heure par jour, sans qu'on puisse se rendre compte des raisons de cette intolérance.

En un mot, le traitement est adapté à chaque cas et doit être surveillé avec soin. Il varie d'une année à l'autre, et ne peut être répété identique, sans inconvénient, car non seulement l'état du malade a changé, mais encore sa susceptibilité aux Eaux s'est modifiée.

Je suis complètement opposé à la cure intensive, je cherche à éviter toute fluxion, toute poussée thermale. Je m'efforce d'éviter au malade ces accidents qui le gêneraient, aggraveraient son mal sans aucun profit et lui occasionneraient, après la cure, une période de fatigue et de réaction morbide fâcheuse.

IV

Climat

On sait combien la question du lieu d'habitat est importante pour l'asthmatique. Il n'y a pas de règles à cela, puisque cela varie suivant chaque sujet, et tel n'a pas de crises en altitude ou dans un climat froid qui en aurait en climat chaud et en plaine et *vice versa*. Même sans que l'habitat soit caractérisé, le simple changement de localité suffit à calmer ou à faire naître un accès d'asthme. Cependant, en général, dans des lieux situés d'une façon analogue, l'asthmatique qui se trouve bien dans l'un, a beaucoup de chances de se porter bien dans l'autre.

Saint-Honoré a plusieurs conditions qui sont extrêmement favorables aux asthmatiques. Il est situé à une altitude moyenne, 300 mètres, en pleine campagne, au milieu d'immenses forêts : son climat est plutôt celui de plaine que celui de montagne ; pas de variations brusques de température, peu d'orages ; un refroidissement nocturne assez marqué permettant le repos après la chaleur du jour pendant l'été ; pas d'agglomération, pas de poussières.

Aussi la plupart des asthmatiques s'y trouvent-ils bien. Toutefois, chez quelques-uns, des accès éclatent pendant les premiers jours, qui se calment ensuite progressivement.

V

Indications spéciales

Comme nous l'avons déjà dit, Saint-Honoré convient parfaitement à la cure de l'asthme. La pratique et la théorie sont ici d'accord.

L'asthme est une manifestation de l'arthritisme et nos Eaux sont éminemment anti-arthritiques ; d'autre part, elles sont merveilleusement appropriées au traitement des voies respiratoires.

Ce n'est pas ici le lieu de discuter l'origine pathogénique tuberculeuse de l'arthritisme et de l'asthme. Il est probable qu'on l'a beaucoup trop généralisée. Nous y croyons cependant dans des cas, heureusement rares, qui ne cèdent à rien et pour lesquels nos Eaux sont impuissantes, qu'elles semblent même exciter. Ces cas sont souvent très difficiles à distinguer d'autres cas similaires curables.

Parmi les formes de l'asthme, quelques-unes sont mieux appropriées que les autres aux propriétés de nos Eaux.

L'*asthme essentiel* est très souvent sensible à la cure, mais il est impossible d'affirmer que les Eaux et le climat seront favorables ; il y a là une question d'idiosyncrasie qui domine et nécessite l'essai avant d'affirmer la guérison par nos Eaux. Ce que nous pouvons dire, c'est qu'elles conviennent aux asthmatiques purs et que nous avons un grand nombre de succès.

Sur l'*asthme compliqué de catarrhe*, l'action est généralement plus certaine. On peut compter alors sur un résultat favorable.

Mais ce que nous réclamons par-dessus tout, c'est l'*asthme infantile*. Aucunes eaux ne sont mieux appropriées à la cure des enfants que celles-là. Admirablement supportées par les enfants les plus jeunes, ne réveillant jamais chez eux de réaction, ne les fatiguant pas, elles amènent sans éclat la guérison.

C'est la même douceur d'action qui nous fait désigner particulièrement Saint-Honoré dans le cas où il y a tendance au réveil d'*états congestifs aigus*, à des crises à propos de rien.

Enfin, à Saint-Honoré, nous soignons avec fruit l'*asthme d'origine nasal*, tenant à un état spécial de la pituitaire.

A côté de l'asthme proprement dit se place l'*asthme de foin*. On peut essayer, par une cure à Saint-Honoré, de modifier l'état de la muqueuse nasale auquel il est dû. Je conseille alors qu'on la fasse pendant la période de repos du mal ; on pourra ainsi obtenir un bon résultat, à condition que l'hypertrophie de la muqueuse ne soit pas trop accentuée.

On peut généralement, dans un cas particulier, choisir assez judicieusement entre le Mont-Dore et Saint-Honoré, mais poser les règles générales du problème est plus difficile. Cependant, je réclamerais pour Saint-Honoré : 1° Les asthmatiques enfants, ceux qui sont facilement excitables et les déprimés ;

2° Les asthmatiques avec catarrhe bronchique ;

3° Ceux qui craignent une altitude élevée et un climat de montagne ;

4° Ceux auxquels le Mont-Dore n'aura pas réussi.

VI

Contre-indications

Parmi les asthmatiques, ne pas envoyer à Saint-Honoré, non seulement les grands cardiaques, mais encore ceux chez lesquels la dépression du système cardio-vasculaire est importante. A ces derniers, on peut généralement faire supporter une cure douce, mais l'échec est fréquent.

Les dyspeptiques hypersthéniques douloureux ne peuvent boire d'eau. Nous sommes privés avec eux de ce moyen d'action. Mais les dyspeptiques hyposthéniques sont très heureusement influencés par nos Eaux.

VII

Autres indications de Saint-Honoré

Nous croyons utile de remettre sous les yeux de nos confrères les indications précises de notre station.

Ce sont des Eaux sulfurées sodiques légères et arsenicales, agissant comme les ferments métalliques. Leur action est douce mais profonde et convient aux déprimés, aux délicats, aux irritables, aux enfants par excellence, aux uricémiques.

On y traite les affections chroniques des voies respiratoires (nez, gorge, bronches, poumons, plèvres), parmi lesquelles nous citerons les pharyngo-laryngites des chanteurs, des orateurs, des fumeurs, le catarrhe naso-pharyngien, les bronchites, l'asthme, la susceptibilité des voies respiratoires, les amygdalites et les végétations adénoïdes légères ou opérées, les sequelles broncho-pulmonaires de la rougeole, de la coqueluche, etc.

Station toute désignée pour les enfants, par sa situation en pleine campagne, en altitude modérée.

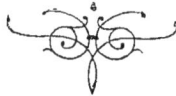

Du même Auteur :

Recherches au sujet de l'influence des conditions météorologiques sur les Aliénés par rapport à leur santé physique et morale.
Idiotisme et Consanguinité.
Des Hémorragies dans l'hystéro-catalepsie.
Etude clinique et climatologique sur Saint-Honoré-les-Bains.
De l'Eau Minérale chlorurée sodique lithinée de Santenay.
Saint-Honoré-les-Bains. — Ses Eaux et ses Environs.
Des indications thérapeutiques des Eaux minéro-thermales de Saint-Honoré.
Influence des Eaux de Saint-Honoré sur la capacité vitale et la sécrétion urinaire. — Climat de la station.
Influence des Eaux de Saint-Honoré sur la sécrétion urinaire (suite). — *Asthme et urticaire.*
Des Eaux chlorurées, etc., de Santenay.
Note sur un nouveau spiromètre et la spirométrie pratique.
La cure thermale d'hiver.
Les Stations minérales françaises et leur avenir.
Les Eaux minérales envisagées comme ferments métalliques.
Du traitement hydro-minéral de l'entéro-colite muco-membraneuse (Syndrome adénoïdien).
Procédé chimique de dénicotinisation de la fumée de tabac, en collaboration avec J. Bruhat.
Nouvel uréomètre clinique, en collaboration avec A. Thompson.
Saint-Honoré aux sources et à domicile.
La cure hygiénique de la peau à Saint-Honoré.
Les Phtisiques aux Eaux minérales.

En collaboration avec le professeur Albert ROBIN :

Etudes cliniques sur le chimisme respiratoire :

Les échanges respiratoires dans l'état normal ;
— *dans l'hémoglobinurie paroxystique ;*
— *dans l'ascite ;*
— *dans la pleurésie :*
— *dans le diabète glycosurique.*
Action du vomitif sur les échanges respiratoires.
Action du vésicatoire sur les échanges respiratoires.
La prophylaxie de la tuberculose pulmonaire par la connaissance de son terrain.
Conditions et diagnostic du terrain de la tuberculose pulmonaire.
Variations des échanges respiratoires sous l'influence de l'altitude, de la lumière, de la chaleur et du froid.
Les indications prophylactiques et thérapeutiques de la phtisie pulmonaire fondées sur la connaissance de son terrain.
Les échanges respiratoires dans les états antagonistes à la tuberculose. — *L'arthritisme.*
Des effets du climat marin et des bains de mer sur les phénomènes intimes de la nutrition.
De l'examen des échanges respiratoires. — Description de l'appareil. Résultats cliniques, indications thérapeutiques.
Recherches sur l'alimentation des phtisiques.